DE

L'INFLUENCE DE L'HYSTÉRIE

SUR LA

MARCHE DE LA TUBERCULOSE PULMONAIRE

PAR

André GIBOTTEAU

Docteur en médecine de la Faculté de Paris.

———⋆—◆—⋆———

PARIS

G. STEINHEIL, ÉDITEUR

2, RUE CASIMIR-DELAVIGNE, 2

1894

DE
L'INFLUENCE DE L'HYSTÉRIE

SUR LA

MARCHE DE LA TUBERCULOSE PULMONAIRE

IMPRIMERIE LEMALE ET Cie, HAVRE

DE

L'INFLUENCE DE L'HYSTÉRIE

SUR LA

MARCHE DE LA TUBERCULOSE PULMONAIRE

PAR

Le Dr André GIBOTTEAU

Docteur en médecine de la Faculté de Paris.

———⧫•⧫———

PARIS

G. STEINHEIL, ÉDITEUR

2, RUE CASIMIR-DELAVIGNE, 2

1894

DE

L'INFLUENCE DE L'HYSTÉRIE

SUR LA

MARCHE DE LA TUBERCULOSE PULMONAIRE

INTRODUCTION

C'est dans le service de M. le Dr Dreyfus-Brisac que notre attention a été attirée par ce maître bienveillant sur la marche lente de la tuberculose chez les hystériques.

C'est à son obligeance que nous devons l'idée et les meilleures observations de notre thèse.

Que M. le Dr Dreyfus-Brisac qui nous a suggéré ce travail, veuille bien recevoir l'expression de notre reconnaissance.

Parmi les maîtres éminents qui nous ont donné l'enseignement à l'hôpital, il en est à qui nous tenons à exprimer tout particulièrement nos remerciements.

M. le professeur Dieulafoy pendant plus d'un an passé près de lui, à l'hôpital Necker, nous a initié à toutes les difficultés de la clinique médicale, nous lui devons le meilleur de ce que nous savons. Aujourd'hui il nous fait l'honneur d'accepter la présidence de notre thèse, nous lui en sommes sincèrement reconnaissant, car il nous autorise ainsi à nous dire vraiment son élève.

Dans le service de M. le professeur Guyon, à côté de ce maître renommé, nous avons trouvé en M. Albarran, professeur agrégé, à la fois un maître et le plus dévoué des amis. Que cet hommage public soit un faible témoignage de notre sincère et reconnaissante amitié.

A mon frère, le Dr Gibotteau, qui m'a toujours si largement prodigué ses conseils, je tiens à exprimer toute mon affection.

Je n'oublierai jamais les preuves si nombreuses d'amitié que M. le Dr Hillemand, ami charmant et dévoué, n'a cessé de me donner.

Enfin, je tiens aussi à remercier mes amis M. le Dr Devallet, MM. Labbé, Lapeyre, Lenoir, internes des hôpitaux, qui durant tout le cours de mes études médicales m'ont constamment et affectueusement aidé de leur savoir et de leur expérience personnelle.

CHAPITRE PREMIER

Historique.

L'étude des rapports qui peuvent exister entre l'hystérie et la tuberculose ne pouvait être tentée avant que les deux affections fussent elles-mêmes bien et minutieusement étudiées ; aussi les travaux parus sur la question sont-ils jusqu'ici peu nombreux et de date récente.

Bon nombre d'auteurs classiques traitant, soit de l'hystérie, soit de la tuberculose, ne mentionnent même pas l'une des deux affections en faisant l'histoire de l'autre ; tels MM. Hérard t Cornil, Jaccoud, Ferrand, dans leurs livres sur la phtisie, Hanot dans le Dictionnaire Jaccoud, Grancher et Hutinel dans le Dictionnaire Dechambre, Charcot et ses élèves dans leurs Monographies sur l'hystérie. La plupart des autres se bornent à énoncer avec Briquet, Bernutz, Peter, Charrin dans le Traité de médecine, l'opinion émise pour la première fois par Hoffmann : « L'hystérie est une cause prédisposante de la tuberculose par le trouble de la nutrition qu'elle entraîne .»

Pidoux, dans son livre de la Phtisie, de 1873, est le premier auteur, croyons-nous, qui ait nettement énoncé l'idée que l'hystérie opposait une certaine résistance au développement de la tuberculose.

A la page 157 de la première édition, on lit, en effet : « S'il est un fait évident pour moi, c'est que ces sortes de sujets (hystériques), chez lesquels la phtisie n'est pas rare, lui opposent une résistance surprenante, et pour ainsi dire indéfinie ». Et encore : « La phtisie marche très lentement et a des rémissions incalculables chez les personnes affectées de névrose ».

« Dans le traitement de la phtisie, ne pas trop s'occuper de leurs nerfs malades. »

Axenfeld n'est pas très loin de se ranger à l'avis de Pidoux, et de lui, nous relevons cette phrase : « Sans croire à une influence antagoniste réciproque de l'hystérie et de la tuberculose, il y a cependant une influence certaine des deux affections l'une sur l'autre. »

Dans le même ordre d'idée, c'est-à-dire d'une action antagoniste des deux affections, Briquet, Walshe croient à l'influence de la tuberculose sur l'hystérie et citent des observations où la tuberculose pulmonaire a, en se développant, fait disparaître les phénomènes hystériques.

Mais, ni dans la littérature médicale française, ni dans la littérature médicale étrangère, nous n'avons pu trouver de travail cherchant à établir par des matériaux cliniques, le bien fondé des opinions ainsi énoncées, *avant* les publications de Leudet : *Gazette hebdomadaire médicale* de 1877, *Congrès du Havre*, 1877, *Bulletin de l'Académie de médecine* de 1885.

Après Leudet, Largaud (thèse Montpellier, 1882),

M. le professeur Grasset *(De l'hystérie dans ses rapports avec les diathèses scrofuleuses et tuberculeuses)*, ont, à leur tour, abordé la question.

Depuis ce dernier travail, de beaucoup le plus important, un seul auteur, croyons-nous, le Dr Furet (thèse de 1887-1888) est venu apporter de nouvelles observations. Son travail contient même deux cas de tuberculose articulaire dans lesquels une marche lente a été observée.

Et pourtant, des faits encore mal étudiés ont été nettement établis et modifient certainement la question en la rendant plus complexe encore.

En effet, si des travaux sur le sujet même qui nous intéresse n'ont pas été publiés, il a été, au contraire, beaucoup écrit sur deux points d'une importance capitale pour l'existence même de la question.

Des travaux de MM. les professeurs Potain, Debove, de MM. Huchard, Mossé, des thèses de MM. Léon Petit, Tostivint, Quinqueton, il résulte d'une façon certaine que l'hystérie donne naissance à des accidents pulmonaires (sans lésions organiques), simulant, à s'y méprendre, la tuberculose.

Et d'autre part, la tuberculose pulmonaire, surtout à son début, est cause d'accidents nerveux rappelant de très près le tableau de l'hystérie.

Depuis longtemps connus, ces faits ont été de nouveau récemment étudiés (thèse de Hahn, 1874, article de Weill, 1893).

Ainsi beaucoup d'observations anciennes devront être par nous rejetées comme pouvant être entachées d'erreur, et nous ne pouvons admettre que celles où tout ensemble la tuberculose pulmonaire et l'hystérie se sont manifestées par des caractères indiscutables.

L'étude complète des rapports entre l'hystérie et la tuberculose, telle que l'a faite Leudet, comprend :

1° L'étude de l'influence de la tuberculose sur l'hystérie ;

2° L'étude de l'influence de l'hystérie sur la tuberculose ;

Dans son développement,

Dans sa marche.

C'est à l'étude seulement de l'influence de l'hystérie sur la marche de la tuberculose que nous limiterons notre travail, nous contentant d'indiquer sur les autres points les conclusions des auteurs qui nous ont précédé.

Sur le premier point : Influence de la tuberculose sur l'hystérie, tous : Briquet, Walshe, Tartivel, Leudet semblent d'accord, et leur opinion peut se résumer en cette phrase de Leudet : « La tuberculose pulmonaire atténue ou fait disparaître les phénomènes de l'hystérie, soit à son début, soit à la période de fièvre. » C'est, du reste, l'ancien adage invoqué par Tartivel : Febris spasmos solvit.

Sur le second point : Influence de l'hystérie sur le développement de la tuberculose, l'opinion presque unanime est : « L'hystérie est favorable à l'éclosion de la tuberculose ». MM. Pidoux et Axenfeld eux-mêmes croient à la fréquence de la tuberculose chez les hystériques. M. Grasset a la même opinion : sur 44 observations recueillies par lui, 25 montrent l'hystérie et la tuberculose coexistant dans des familles, 19 autres montrent la coexistence chez un même individu.

Fidèles à la doctrine générale de Montpellier, MM. Grasset et Mossé interprètent ces résultats, en disant : « L'hystérie et la phtisie pulmonaire sont des symptômes communs d'une même diathèse, la diathèse tuberculeuse ; bien loin d'être antagonistes, elles s'associent ou se remplacent.

Nous laisserons la théorie, mais nous retiendrons les observations.

Cependant quelques auteurs ne croient pas l'hystérie un terrain favorable. En effet, Leudet dit : « Sur 324 hystériques que j'ai pu suivre depuis de longues années, 16 seulement sont devenus tuberculeux ; » et il conclut : « La tuberculose ne semble pas fréquente chez les hystériques. » Et en 1885, il classe encore l'hystérie parmi les maladies dans lesquelles la tuberculose apparait peu fréquente.

C'est aussi l'avis de Brachet, de Lasègue. Mossé, même, ne va-t-il pas jusqu'à ne voir que de fausses tuberculoses chez les hystériques.

Nous arrivons enfin à notre sujet lui-même : l'Influence de l'hystérie sur la marche de la tuberculose pulmonaire, peut-être même sur celle des tuberculoses locales (deux observations de Letulle), soit que l'hystérie soit préexistante, soit qu'elle se développe alors que la tuberculose est déjà installée. Sur ce point là même, peu d'auteurs ont risqué une opinion, mais, et ceci est pour nous encourageant, tous tendent à conclure dans le même sens, à considérer avec Pidoux l'hystérie comme entravant la marche de la tuberculose.

M. Leudet prenant pour exergue les phrases de Pidoux que nous avons déjà citées, rappelle que ses observations, à lui, ne peuvent valoir celles de celui-ci qui les a recueillies aux Eaux-Bonnes et dans une longue pratique civile, et il conclut :

1° L'hystérie préexistante n'empêche pas une phtisie rapide.

2° Le plus souvent la phtisie a une longue durée. Les rémissions dans la marche de la maladie paraissent plus longues chez les hystériques.

MM. Tartivel et Brousse publient chacun une observation d'hystérique tuberculeuse chez laquelle la marche de la tuberculose a été singulièrement lente.

M. Largaud, plus affirmatif, trop affirmatif semble-t-il, conclut d'après 11 observations, de cette façon un peu schématique :

« Une hystérie simple amène un ralentissement simple ; si l'hystérie est plus accusée, il y a une véritable lutte, un balancement, puis finalement prédomine l'une ou l'autre de ces deux affections ; si l'hystérie est violente, la tuberculose s'arrête complètement, la guérison absolue peut être obtenue. »

Enfin M. Grasset, dans le travail de beaucoup le plus complet sur la question arrive, en se fondant sur ses 19 observations, à écrire :

« Il y a alternance entre les accidents dus à la tuberculose et à l'hystérie si le début des deux maladies s'est fait à deux époques différentes. Il y a une marche lente de la tuberculose si les deux affections ont débuté ensemble. »

C'est dans ce sens aussi que notre maître, M. le Dr Dreyfus-Brisac, que nos propres observations nous poussent à conclure. C'était là notre opinion avant que les recherches bibliographiques ne soient venues nous encourager à y persévérer. Ce que nous voudrions pouvoir, sinon prouver, du moins faire penser, c'est que chez les hystériques de même que chez les arthritiques et scrofuleux, la tuberculose offre une marche spéciale d'un pronostic moins sévère.

La principale difficulté de notre tâche, nous l'avons déjà signalée, réside dans les difficultés très grandes du diagnostic.

Entre l'hystérie vraie et les phénomènes nerveux, hystériformes de la tuberculose pulmonaire d'une part ;

Entre la tuberculose et le développement d'accidents pulmonaires trompeurs chez les hystériques.

Dans le lot déjà nombreux des observations anciennes, nous serons donc forcé de faire un choix sévère et d'éliminer toutes celles où l'hystérie et la tuberculose nous sembleront l'une ou l'autre douteuses.

Ainsi nos observations pour être moins nombreuses auront, nous l'espérons, plus de valeur, et les remarquables travaux publiés sur ces délicats points de diagnostic, en nous signalant le danger, nous éviteront le fâcheux accident de nous appuyer sur des faits mal observés pour soutenir notre opinion.

1° Nous exigerons pour affirmer l'hystérie : des crises typiques, des stigmates caractéristiques.

2° Autant que possible, nous chercherons à avoir comme signes indiscutables de la tuberculose : l'autopsie, l'examen bactériologique positif des crachats.

CHAPITRE II

OBSERVATION I. — *Femme atteinte de tuberculose en 1880.
Rémission de 8 ans coïncidant avec l'apparition de troubles
hystériques intenses. Nouvelle poussée tuberculeuse après la
guérison de l'hystérie sous l'influence d'une médication
énergique. Rémission nouvelle mais passagère à la suite de
préoccupations morales. Rechute et mort.*

Mme veuve X... présente en 1880, à l'âge de 35 ans des manifestations de tuberculose (affaiblissement progressif, toux intense, hémoptysies), pour lesquelles on l'envoya deux hivers successifs à Cannes ; à la suite d'un traitement assez sévère, ces accidents disparurent, l'état général redevint normal. Pendant environ 8 ans Mme X... reprit son existence antérieure et même mena une vie fort agitée à tous égards, sans présenter d'autres phénomènes pathologiques que des troubles hystériques, tels que névralgies, spasmes notamment pharyngés, accès de dépression et de surexcitation nerveux.

Convaincu que le nervosisme était, pour Mme X..., une sauvegarde contre le retour de manifestations tuberculeuses, nous n'instituâmes jamais chez elle pendant cette période, malgré ses instances, qu'une médication anodine, en nous refusant toujours à prescrire les pratiques hydrothérapiques. Mais, en juillet 1890, les accidents nerveux ayant pris une grande acuité, pendant que nous étions absent de Paris, Mme X... consulta un spécialiste éminent qui lui prescrivit un traitement hydrothérapique sévère, avec isolement absolu, dans une maison de santé.

Au mois de septembre 1890 nous retrouvons Mme X..., remise de ses accidents nerveux ; mais au bout de quelques jours elle

accuse une toux intense, de la dyspnée de la fièvre hectique ;
phénomènes qu'explique la présence à la région moyenne du
poumon gauche d'un foyer de râles humides, avec une expectoration qui fourmille de bacilles. Un de nos maîtres appelé en
consultation, conclut à l'existence d'une tuberculose subaiguë
qu'il juge devoir entraîner un dénouement fatal à brève éché-
ance. Mais sur ces entrefaites, le mariage de la fille de Mme X...
est décidé ; seule pour prendre toutes les dispositions néces-
sitées par cet événement qui la préoccupe beaucoup, Mme X...,
se surmène beaucoup. Sous l'influence de cette surexcitation
qui fait bientôt reparaitre des accidents nerveux intenses, la
toux, la dypsnée, en un mot toutes les manifestations tuberculeuses s'atténuent. En mars 1891 l'état général est redevenu
bon, et sauf les signes physiques, eux-mêmes fort amendés, tous
les symptômes de tuberculose ont disparu ; les crachats ne ren-
ferment plus de bacilles.

En avril, Mme X... assiste comme une personne bien por-
tante, aux fêtes de mariage de sa fille, mais au bout de quelques semaines, alors que son existence est redevenue calme,
les accidents pulmonaires réapparaissent ; à partir de ce
moment l'évolution tuberculeuse a toujours progressé, sauf
pendant de courtes périodes de rémission qui ont toujours coïn-
cidé avec des phases de surexcitation nerveuse occasionnées
par certaines préoccupations d'ordre intime telles que des questions d'intérêt avec divers membres de sa famille.

Pendant l'année 1892, lorsque toutes ces difficultés ont été
aplanies, la tuberculose, malgré un traitement très rigoureuse-
ment suivi, fit de rapides progrès et Mme X..., succomba à des
manifestations d'hecticité, dans le mois d'octobre 1892.

Cette observation est absolument caractéristique, très
exactement suivie pendant une durée de douze ans, et très
complète, puisqu'on y signale la recherche de bacilles
faite à deux époques différentes. Elle nous montre :

1° Un ralentissement très considérable de l'évolution de la tuberculose qui n'a amené une terminaison fatale qu'après douze ans;

2° L'existence d'un balancement entre les lésions pulmonaires et hystériques, la tuberculose faisant d'abord son apparition, rétrocédant tandis que l'hystérie s'installe, reprenant le dessus lorsque l'on traite l'hystérie, puis s'amendant une seconde fois parce que l'hystérie reparaît. Enfin évoluant rapidement lorsque l'hystérie disparaît de nouveau ;

3° Les mauvais effets du traitement énergique de l'hystérie.

Nous retrouvons dans un certain nombre de cas la vérification de ces règles déduites, à priori, de la lecture d'une première observation. Pour rendre la démonstration plus facile nous rangerons les observations que nous publions dans plusieurs catégories et nous nous permettrons d'exposer, dès l'abord, brièvement, les conclusions qui résultent de la lecture de nos observations :

I. — La coïncidence de l'hystérie et de la tuberculose amène un ralentissement dans l'évolution de la tuberculose.

II. — Dans certain cas on note un balancement entre les phénomènes névrosiques et tuberculeux.

III. — De même que la tuberculose peut faire disparaître l'hystérie, ce que nous ne cherchons pas à démontrer ici, l'hystérie en se développant peut amener la guérison de la phtisie pulmonaire.

IV. — L'hystérie normale n'a pas d'action sur la tuberculose. C'est l'hystérie pathologique et particulièrement les crises convulsives, mais aussi certains états de crise prolongés non convulsifs, se traduisant par des accès de somnambulisme ou des vomissements hystériques.

V. — L'hystérie n'agit pas seulement sur la tuberculose pulmonaire, mais aussi sur la tuberculose articulaire, laryngée, etc.

VI. — Le traitement de l'hystérie peut favoriser le développement d'une tuberculose latente.

OBSERVATION II (personnelle). — *Hystérie; hématémèse supplémentaire. Tuberculose pulmonaire héréditaire.*

X..., 25 ans, hôpital Laënnec, nº 17, salle Legroux.

Antécédents héréditaires. — Père et mère morts à 25 ans, de tuberculose pulmonaire.

Frère et sœur morts de tuberculose pulmonaire.

Antécédents personnels. — Rougeole à 3 ans, à la suite de laquelle elle est restée toujours d'une mauvaise santé.

A 12 ans, contracture des membres supérieur et inférieur durant quatre mois.

A 18 ans, rhumatisme articulaire atteignant le membre inférieur gauche.

A 20 ans, fièvre typhoïde suivie de convalescence très longue.

Il y a trois ans, influenza durant sept mois, guérie incomplètement.

Depuis ce temps elle éprouve : amaigrissement, perte de forces, sueurs, palpitations, essoufflements. Règles s'arrêtent ou viennent irrégulièrement.

Elle est soignée dans plusieurs hôpitaux pour de la tuberculose pulmonaire au début.

Il y a dix mois, hématémèse supplémentaire.

G.

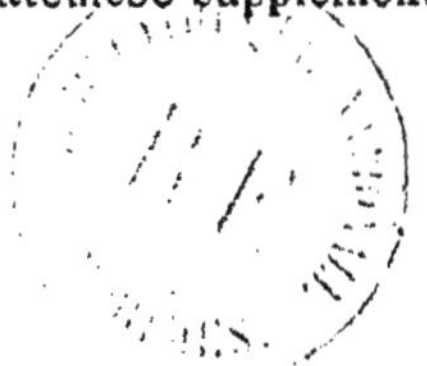

2

Depuis ce temps elle souffre d'une douleur permanente à l'épigastre et présente la boule hystérique et des crises convulsives qui ont cessé depuis deux mois.

Enfin il y a huit jours elle est reprise de toux, pour laquelle elle entre à l'hôpital.

État actuel. — Matité en arrière au sommet gauche.

Diminution du murmure vésiculaire à gauche, râles de bronchite disséminés à droite.

Après quelques jours, la respiration est redevenue plus normale, les râles de bronchite ont disparu, mais la matité et la rudesse de la respiration persistent au sommet gauche.

Dans ce cas la tuberculose pulmonaire au bout de trois années se traduit seulement par des signes que l'on ne peut rapporter qu'à la période de germination et le diagnostic serait à peine possible si nous ne savions que la malade a été considérée comme tuberculeuse par les médecins qui l'on traitée à différentes époques.

Elle a donc eu une marche très bénigne grâce à l'hystérie.

Il en est de même dans le cas suivant, où le diagnotic est appuyé sur la recherche des bacilles.

OBSERVATION III (personnelle). — *Hystérie et petite angine de poitrine. Tuberculose héréditaire.*

X..., 40 ans.

Antécédents héréditaires. — Mère morte de tuberculose pulmonaire.

Antécédents personnels. — A 14 ans, a présenté des symptômes nerveux, des vomissements, douleurs dans le ventre, battements de cœur.

Réglée à 18 ans, règles irrégulières.

Il y a quatre ans, a eu une attaque de rhumatisme articulaire aigu généralisé, à la suite de laquelle est restée de l'ankylose des genoux.

A la même époque elle éprouve des attaques, consistant en perte subite de connaissance durant une demi-heure avec secousses dans les membres précédées par une douleur vive dans le genou. Ces attaques survenaient une fois par jour et ont duré trois mois.

Depuis trois mois elle tousse et crache du sang peu abondamment tous les jours. Soignée pendant deux mois à l'Hôtel-Dieu, améliorée, puis envoyée au Vésinet, elle éprouve pendant son séjour des crises douloureuses, précédées de sueurs froides. La douleur part de l'épigastre, s'irradie dans la poitrine, dos, membres, elle est accompagnée d'angoisse et de constriction thoracique.

La crise dure une demi-heure environ et est suivie de vomissements et de douleurs dans les articulations.

État actuel. — La malade entre à l'hôpital Laënnec pour de nouvelles hémoptysies. Elle tousse, mais on ne trouve guère à l'auscultation que quelques râles de bronchite disséminés dans le poumon droit, ces signes sont plus marqués au sommet où le murmure vésiculaire est un peu diminué, la respiration rude.

En pressant on détermine une douleur sur le trajet du phrénique et à l'épigastre.

La sensibilité est diminuée dans tout le côté droit du corps, la sensibilité de l'œil droit est aussi diminuée.

Au cœur le premier temps est légèrement soufflant. L'état général est satisfaisant.

Les jours suivants la malade éprouve encore quatre crises de petite angine de poitrine, mais moins intenses.

Les signes pulmonaires se localisent de plus en plus au sommet droit.

L'examen des crachats y fait reconnaître l'existence de bacilles de Koch.

OBSERVATION IV. — *Hystérie, début de tuberculose pulmonaire ne faisant pas de progrès en huit ans.* (BERDINEL. *Arch. méd.*, 1875. — Résumée.)

Marie-Elisabeth L..., 29 ans, entre le 29 mai 1873, Cochin. Enfant trouvée.

En avril 1873, pneumonie droite. Rétention d'urine.

En juin 1873, des troubles nerveux apparaissent.

En novembre, phénomènes nerveux augmentent, rétention d'urine persiste, sommeil de trois jours.

En janvier 1874, hémianesthésie gauche, anurie, vomissement. Plusieurs poussées de pelvipéritonite.

Juin, paralysie jambe gauche.

16 août, pleurésie à gauche avec épanchement. Anesthésie et paralysie deviennent paraplégiques.

En décembre, accès de toux, hémoptysies et douleur thoraciques. Toujours anurie et paralysie.

Janvier 1875, fatiguée, amaigrie, toux, hémoptysie, craquements secs au sommet droit.

Toujours paralysie avec anesthésie. Voix rauque presque aphone, vomissement, ischurie, caractère bizarre, névralgies diffuses, sensation d'étouffement, boule hystérique, anesthésie profonde des muqueuses oculaire et pharyngienne.

En mars, sommeil semi-cataleptique, puis congestion pulmonaire gauche avec fièvre.

En avril, longue crise de sommeil de dix-sept jours.

La malade sort le 29 juillet. M. Berdinel ajoute : Nous avons revu depuis la malade. Elle fait bien son service, qui, du reste, n'est pas pénible, mais elle présente des signes de tuberculose pulmonaire. En outre la voix est un peu rauque et elle vomit de temps en temps.

La malade se porte bien pendant quatre ans.

En mars 1880, reprise de douleur de gorge, aphonie, troubles urinaires reparaissent, vomissement, ovarie bilatérale, hémianesthésie droite, troubles sensoriels.

Le 28 avril, malade a bonne mine, transpire toujours beaucoup, tousse un peu, mais à l'auscultation on ne trouve qu'un peu de rudesse opératoire aux sommets.

Le 13 mai sort, ne présente plus que de l'aphonie.

Nous ne pouvons mieux faire que de citer les réflexions de M. Grasset : « Chez cette hystérique, les manifestations thoraciques et névrosiques coexistent, s'intriguent, on ne constate pas chez elle d'alternance ; seulement les lésions tuberculeuses, au lieu de marcher et progresser, restent stationnaires et rétrocèdent même pendant cette longue période de huit ans, dans laquelle on l'observe de près et dans laquelle aussi diverses manifestations de la névrose sont prédominantes à un haut degré. »

OBSERVATION V. — *Antécédents héréditaires névropathiques personnels scrofuleux. Tuberculose pulmonaire, hystérie, convulsions.* (BROUSSE. *Gaz. hebd. Montpellier, 1881.*

21 ans, soldat, entre le 29 juin 1880 à l'hôpital Saint-Éloi.
Antécédents héréditaires. — Frère mort de convulsions. Sœur nerveuse.
Antécédents personnels. — Scrofule dans l'enfance ; à quatre ans rougeole, à la suite de laquelle il reste sujet aux bronchites répétées avec hémoptysies. Depuis l'âge de 10 ans, attaques hystériques typiques.
État actuel. — Signes d'hystérie : sensibilité obtuse sur tout le corps, hyperesthésie. Points douloureux rachidiens.

Signes de tuberculose pulmonaire au début : au sommet droit quelques craquements secs avec respiration rude et expiration prolongée au cœur, signes de rétrécissements pulmonaires. Attaques hystériques revenant à plusieurs reprises.

Le 15 août, les lésions pulmonaires n'ont pas fait de progrès.

1er septembre, malade réformé, sort amélioré.

Ici nous constatons une coïncidence des deux maladies : hystérie et tuberculose, à laquelle nous attribuons la marche lente de la tuberculose pulmonaire qui ne se traduit à l'âge de 21 ans que par des lésions insignifiantes quoi qu'elle ait semblé débuter à l'âge de 4 ans.

II. — Alternance.

OBSERVATION VI (personnelle. Recueillie dans le service de M. DREYFUS-BRISAC). — *Hystéro-épilepsie coïncidant avec tuberculose pulmonaire et laryngée.*

Victorine G..., 25 ans, journalière, entre le 22 février 1893, hôpital Laënnec, salle Legroux, lit n° 7.

Antécédents héréditaires. — Mère asthmatique, deux frères tuberculeux, 13 frères et sœurs morts tuberculeux de 15 à 30 ans.

Antécédents personnels. — Fièvre typhoïde en 1888.

En 1891, atteinte de tuberculose du larynx et du pharynx, soignée par des cautérisations d'acide lactique, et compliquée de spasmes glottiques ayant nécessité la trachéotomie.

En février 1892, a eu plusieurs hémoptysies successives assez abondantes, a été soignée pour un début de tuberculose pulmonaire, ainsi que le témoignent des traces de pointes de feu.

En octobre 1892, a eu des rhumatismes dans les genoux et les mains, ceux-ci ont laissé une légère tuméfaction du pouce droit et des craquements dans le genou droit.

Le 21 février 1893 la malade est prise subitement d'un accès d'hystérie, spasme, glotte, étouffement, asphyxie menaçante pour lequel on l'amène à l'hôpital. Pendant plusieurs heures on est prêt à faire la trachéotomie, puis tous les phénomènes cèdent a l'inspiration de quelques bouffées de chloroforme.

Le lendemain elle se plaint de céphalée ; troubles gastriques, d'essouflements et de palpitations.

La position assise et la respiration profonde la fatiguent. Elle est prise alors d'accès de palpitations avec affaiblissement du pouls, douleur rétro-sternale, lipothymie, puis de spasme de la glotte avec tirage et mouvement d'élévation et d'abaissement du larynx.

Ces accès sont suivis d'un léger engourdissement dans les membres.

A l'examen on constate une submatité du sommet droit en arrière et la respiration rude saccadée, pas de craquements. Elle tousse et crache peu. L'examen des crachats y fait reconnaitre l'existence des bacilles de Koch ; on entend un souffle anémique à la base du cœur, au 1er temps et dans les vaisseaux du cou.

L'appétit est presque complètement disparu. Elle est très impressionnable et présente des stigmates hystériques. Abolition du réflexe pharyngien, amblyopie de l'œil droit, chute de la paupière supérieure droite qui ne peut se relever sans le concours de l'œil gauche, strabisme externe de l'œil droit.

Les jours suivants les spasmes de la glotte diminuent puis disparaissent, mais la malade éprouve de temps à autre une crise d'hystérie simulant le haut mal. Elle tombe comme une masse sans pousser de cris, se mord la langue, urine sous elle et reste à la suite dans un état comateux pendant quelques heures.

Les crises d'hystérie se répètent de temps à autre jusqu'à la sortie de la malade, mais diminuent de fréquence et d'intensité. Les signes de tuberculose pulmonaire au premier degré ont persisté sans se modifier.

Deux ou trois mois après, la malade revient à Laënnec n'ayant plus de crises hystériques, mais se plaignant de toux, hémoptysies, amaigrissement et sueurs la nuit. On trouve au sommet droit du poumon des râles humides, de la respiration rude et de la submatité.

De plus, elle a été reprise peu de temps auparavant par des

accidents de tuberculose laryngée avec spasmes de la glotte qui ont nécessité une nouvelle trachéotomie.

Pendant son séjour à l'hôpital, où elle est soumise à un traitement antituberculeux, les accidents pulmonaires s'atténuent, mais les accidents nerveux augmentent sous l'influence d'une idée fixe, préoccupations matrimoniales.

Cette observation est particulièrement intéressante, parce que nous avons pu suivre et revoir la malade à plusieurs reprises, ce qui fait généralement défaut aux observations prises dans les hôpitaux. L'alternance des phénomènes tuberculeux et hystériques est très nette.

Il en est de même de l'observation suivante :

OBSERVATION VII. — *Hérédité névropathique et diathésique. Hystérie et tuberculose pulmonaire ; alternance.* (FOUQUET, thèse de Paris, 1880.)

Antécédents héréditaires. — Mère très nerveuse.

Sœur morte phtisique à 18 ans, une autre a eu deux attaques de rhumatisme articulaire aigu.

État actuel. — 20 ans. Aspect chlorotique.

Très nerveuse, pleure et rit sans motifs. Crises hystériques avec vomissements stercoraux.

Craquements très manifestes au sommet du poumon droit, plus tard hystérie convulsive avec ovarie hémianesthésie gauche.

Lorsque les attaques revenaient, la toux était moins opiniâtre et l'état du poumon semblait s'améliorer. Mais comme la malade était obligée d'interrompre son travail elle prenait du bromure de potassium et à mesure que les accidents nerveux diminuaient d'intensité, l'état des poumons s'aggravait de nouveau.

En 1876 les deux poumons étaient pris, puis en avril 1877 la malade succombait. Elle n'avait pas eu d'accidents d'hystérie pendant les six derniers mois.

Ici l'auteur fait déjà remarquer les mauvais effets du traitement de l'hystérie sur la lésion pulmonaire.

Observation VIII (personnelle).

Mme X..., 27 ans; un frère mort de tuberculose pulmonaire; a présenté des accidents d'hystérie depuis l'âge de 16 ans : crises convulsives, vomissements. Soignée pour une hystérie. (Bromure, hydrothérapie.) Elle a vu disparaître ces accidents, ne gardant que les stigmates psychiques de la névrose.

Mariée à 20 ans, elle est atteinte d'une première hémoptysie à 22 ans, et à cette époque on diagnostique une tuberculose pulmonaire au début.

Vue par nous, il y a trois ans, à la suite de nouvelles hémoptysies elle offre des signes certains de tuberculose : Au sommet droit dans la fosse sus-épineuse il existe de la submatité et des craquements secs nombreux, à gauche et en arrière la respiration est un peu soufflante, on entend quelques râles.

Le Dr X... l'examine et confirme notre diagnostic; des crachats sont recueillis et examinés dans un laboratoire de Paris, des bacilles sont trouvés.

Mais, sur ces entrefaites, Mme X... intente un procès en divorce à son mari; des crises convulsives d'hystérie apparaissent, se répétant même avec une extrême fréquence.

Malgré des vomissements continuels, l'état général paraît être meilleur que les années précédentes, même la malade engraisse.

La toux a presque disparu, il n'y a ni hémoptysie, ni expectoration. Les signes physiques ont diminué. On perçoit difficilement quelques râles dans la fosse sus-épineuse droite.

Mais l'hystérie est traitée, les crises cèdent à nouveau, la tuberculose pulmonaire qui avait semblé s'arrêter pendant deux ans a, depuis un an, fait de rapides progrès.

Des râles humides s'entendent aujourd'hui dans les deux poumons. Une terminaison fatale semble proche.

III. — Disparition de la tuberculose pulmonaire.

OBSERVATION IX. — *Tuberculose pulmonaire. Hydrothérapie. Hystérie. Disparition des phénomènes pulmonaires. Guérison.* (LARGAUD, thèse de Montpellier, 1892.)

X..., 20 ans, soignée pendant deux ans pour hémophysies fréquentes avec toux rebelle, douleur intercostale, dépérissement, troubles dyspeptiques.

Craquements aux sommets qui font porter le diagnostic de tuberculose pulmonaire au début.

Le traitement ordinaire échoue puis l'hémoptysie cède au traitement par lotions froides des extrémités.

L'état général est aussi mauvais, la phtisie semble continuer sa marche. On soumet la malade à l'hydrothérapie. Après une douche, éclate une formidable crise d'hystérie convulsive. Un véritable état névropathique se déclare, dure une année entière et pendant ce temps une sciatique apparaît, persiste pendant huit mois. Enfin une éruption furonculeuse apparaît, la sciatique guérit et la malade ne présente plus rien du côté du poumon ni de l'état névropathique.

OBSERVATION X. — *Hérédité tuberculeuse. Tuberculose pulmonaire. Disparition de ces phénomènes. Apparition de somnambulisme.* (LARGAUD, *loco citato.*)

Rose C..., 7 ans.

Antécédents héréditaires. — Père et mère morts de tuberculose pulmonaire.

Antécédents personnels. — A la suite d'un rhume apparaissent fièvre, toux rebelle, petites hémoptysies, sueurs nocturnes, et amaigrissement rapide ; craquement au début, puis signes non équivoques de ramollissement au sommet droit.

A trois reprises ces symptômes se calment puis reparaissent. Enfin huit mois après le début, amélioration sérieuse et durable. Il ne restait que de légères névralgies dans les espaces intercostaux et dans les membres inférieurs.

Puis les crises de somnambulisme apparaissent et Rose C... quitte l'hôpital en novembre 1880 dans un état de santé très satisfaisant.

Très intéressante cette observation, car dans ce cas l'apparition de l'hystérie a véritablement jugulé la tuberculose qui semblait au premier abord devoir évoluer rapidement.

Largaud conclut « que la guérison de la phtisie chez cette enfant de 7 ans, phtisie qui semblait devoir parcourir ses périodes dans un temps très restreint, est bien moins due au traitement institué qu'à l'apparition d'une névrose qui est venue tenir en échec d'abord, éloigner ensuite les accidents pulmonaires ».

OBSERVATION XI. — *Hérédité tuberculeuse. Tuberculose pulmonaire. Hystérie débutant par sueurs exagérées et rebelles.* (RAYMOND. Gaz. médicale, 1881, résumée.)

Serrurier, 25 ans.

Antécédents héréditaires. — Sœur morte phtisique.

Entre pour bronchite datant de trois mois. Submatité au sommet du poumon droit en arrière, et, en ce point, expiration longue, saccadée, et craquements secs, sueurs nocturnes très abondantes (pas des mains) ; traitement ordinaire de la tuberculose et granules d'atropine.

Après quatre jours, sueurs généralisées ont disparu, remplacées par sécrétion sudorale de la face palmaire des deux mains. Sécrétion très abondante, constante, augmentant sous l'influence de la moindre émotion, résistant à une série de traitements.

Caractère devient impressionnable, irritable, inquiet, pleurs faciles, divers phénomènes nerveux : constriction épigastrique, strangulation, attaques hystériques répétées, hémiplégie et hémianesthésie à droite avec contracture, aphonie. La santé générale dans l'intervalle des attaques est parfaite.

OBSERVATION XII. — *Chlorose. Fer. Tuberculose pulmonaire. Crises hystériques.*

Louise B..., 17 ans, entre à l'hôpital le 4 mars 1881 avec tous les phénomènes de la chloro-anémie. L'aspect général est bon, rien d'anormal n'est trouvé dans la poitrine à l'auscultation. On ordonne des douches et des ferrugineux ; quinze jours après la malade est prise de toux, d'hémoptysie.

La médication est supprimée ; mais la toux devient de plus en plus marquée, l'oreille fait entendre des craquements dans tout le sommet du poumon droit. Des deux côtés, rudesse respiratoire, expiration prolongée.

Subitement, le 1er mai, trois crises d'hystérie convulsive, puis séries d'attaques, aphonie nerveuse, plaques d'anesthésie et d'hyperesthésie. Cet état dure deux semaines pendant lesquelles les phénomènes de fièvre, d'hémoptysie, d'anorexie, s'atténuent graduellement.

Le 1er septembre, la malade quitte l'hôpital, paraissant guérie, les signes fonctionnels et généraux ont disparu.

La malade revue un an après continue à présenter des accidents hystériques ; les phénomènes pulmonaires n'ont pas reparu.

L'embonpoint est revenu.

Les signes physiques eux-mêmes ne sont pas retrouvés.

Cette observation est remarquable à un double point de vue, d'abord parce qu'elle montre clairement la guérison de la tuberculose sous l'influence de l'hystérie ; ensuite, parce qu'elle fait comprendre les rapports qui existent entre la chlorose et la tuberculose. Si dans ce cas le traitement par le fer a fait apparaître une tuberculose pulmonaire, c'est que la chlorose agissait de la même façon que l'hystérie pour s'opposer au développement de la tuberculose, et que réveiller par le fer la nutrition chez une chlorotique équivaut à doucher une hystérique.

OBSERVATION XIII. — *Hérédité. Tuberculose très probable. Epilepsie partielle et hystérie. Tuberculose pulmonaire concomitante rétrogradant ensuite pendant que la névrose continue à se manifester.* — (Iconographie de la Salpêtrière.)

P..., entre à la Salpêtrière le 1er avril 1862 ; née en 1839.

Antécédents héréditaires. — Père alcoolique.

Mère morte de bronchite chronique avec hémoptysies.

Six frères ou sœurs tous morts, sauf un.

Antécédents personnels. — Plusieurs bronchites dans l'enfance.

Premier accès à 13 ans. En 1890, hémiplégie douloureuse à gauche. Tousse depuis 4 ans et demi, hémoptysies il y a un an.

Douleur dans la région interscapulaire, et sous-claviculaire.

Expectoration abondante, muco-purulente, depuis 3 ou 4 mois.

Dypsnée, quintes de toux, sueurs nocturnes.

Percussion douloureuse. Matité à droite en avant et en arrière dans les fosses sus-épineuses.

Auscultation. Râles humides en avant des deux côtes sous les clavicules ; de même en arrière aux sommets, surtout à droite.

Dans le reste, quelques râles ronflants.

En 1871. État des membres variable, membre inférieur gauche rigide, quelques accès de trépidation spontanée du membre inférieur avec contraction du supérieur et rotation de la tête à gauche.

Dans l'accès complet il y a, de plus, secousses rythmiques.

En exagérant la flexion du pied on détermine l'accès complet.

Quelquefois reste des jours entiers en extase avec accès incomplet.

En 1872, accès avec perte de connaissance incomplète.

État d'absorption particulier, hallucination vue et ouïe.

En 1874, agitation hystériforme nécessitant la camisole, un des accès est suivi de rire spasmodique; après un autre, contracture fixe du membre inférieur gauche disparaît, puis reparaît une demi-heure après.

A la fin de l'année, série de crises hystériformes.

En 1875, mêmes phénomènes, délire niais et érotique puis véritable état de mal hystérique, hystérie et épilepsie se succèdent.

En 1876 et 1877, idem.

En 1878, depuis longtemps rien du côté du poumon. A droite, en avant et en arrière au sommet, sonorité un peu diminuée. Murmure vésiculaire rude, moins fort qu'à gauche; tousse rarement.

Cette observation un peu longue, quoique déjà résumée, est très nette si l'on veut bien comparer les résultats de l'examen du poumon en 1866 et 1878.

IV. — Influence de l'hystérie paroxystique.

Dans les observations précédentes nous retrouvons des crises d'hystérie convulsive.

Dans la dixième l'attaque de grande hystérie est remplacée par des accès de somnambulisme. Dans d'autres cas, les attaques convulsives sont remplacées par un état de crise prolongé, se traduisant seulement par les vomissements incoercibles, tels sont les deux suivants :

OBSERVATION XIV. — (Communiquée par M. LABBÉ, interne des hôpitaux.) — *Hystérie et tuberculose au premier degré. Vomissements persistant sans amaigrissement.*

Georges P..., 22 ans. Employé de commerce, entre le 10 février 1894, hôpital Broca, salle Bouley, n° 10.

Antécédents héréditaires. — Mère très nerveuse.

Antécédents collatéraux. — A eu trois sœurs dont deux mortes en bas âge, une morte à 22 ans d'une fluxion de poitrine; deux frères dont un mort d'une maladie de poitrine.

Antécédents personnels. — A eu la rougeole à 6 ans, la fièvre typhoïde à 7 ans.

A toujours été très nerveuse, impressionnable. Sujette à des crises de suffocation et des palpitations.

A 12 ans, elle éprouvait de temps en temps, subitement, des crises consistant en sensation de gonflement de la bouche et de la gorge, brûlure et impossibilité de parler.

Depuis 3 ans elle a perdu l'appétit, a du dégoût pour les aliments gras et la viande, digère très mal, vomit fréquemment, est toujours constipée.

Réglée à 14 ans. Depuis 17 ans les règles sont devenues irrégulières, peu abondantes, très pâles.

Au mois de mai 1893 a eu une bronchite qui n'a guéri qu'incomplètement. La malade a continué à tousser et à cracher beaucoup. Elle perd ses forces, maigrit, a de la fièvre le soir et des sueurs très abondantes la nuit. Les règles cessent complètement.

En septembre 1893, elle fait un séjour de deux mois à l'hôpital Broca où on la traite pour de la tuberculose pulmonaire au premier degré.

Elle continue à tousser et à vomir et rentre à Broca en février 1894.

La malade, pâle, tousse beaucoup, sueurs profuses la nuit.

Perte de forces qu'elle exagère considérablement, refuse de se lever, se plaint aussitôt de lipothymie, de faiblesse excessive.

Perte complète d'appétit; vomit aussitôt tous les aliments.

Appareil respiratoire. Amaigrissement des fosses sus-épineuses et creux sous-claviculaires. Matité dans les fosses sus-épineuses.

En avant, dans la région sous-claviculaire droite, on entend quelques râles sous-crépitants, au-dessous respiration rude soufflante, expiration saccadée dans les régions sus-claviculaires, râles humides. Dans la région sus-claviculaire gauche quelques craquements secs.

En arrière à droite et à gauche, dans les fosses sus et sous-épineuses, craquements humides. Au-dessous, respiration normale.

Système nerveux. A eu du torticolis, un peu de strabisme, de temps en temps spasme œsophagien et glottique.

Sensibilité au tact presque abolie, à la chaleur et au froid abolie sur le corps, diminuée seulement à la face; à la douleur, abolie sauf au niveau de l'éminence thénar et à la plante des pieds; olfaction très diminuée, surtout à droite.

Gustation abolie à droite, diminuée à gauche; hyperesthésie au niveau de la suture sagittale du crâne. Céphalalgie et rachialgie fréquentes, névralgies intercostale, gastralgie, entéralgie.

Ovaralgie un peu augmentée par la pression.

Rêves fréquents, cauchemars, bourdonnements d'oreilles, terreur nocture.

La malade est soignée par des pointes de feu aux sommets, des pilules créosote et de la liqueur de Fowler; mais les vomissements résistent à toutes les médications : Glace, eau de Vichy, bicarbonate de soude, eau chloroformée, cocaïne, teinture d'iode, menthol.

La malade se confine au lit, refuse de se lever. Malgré les vomissements répétés et le défaut de nutrition, l'embonpoint persiste relativement ainsi qu'un assez bon état général. Les signes pulmonaires restent stationnaires.

La malade sort le 28 février, les vomissements étant devenus plus rares à la suite d'administration de bromure de potassium.

Cette persistance d'un bon état général est d'autant plus remarquable qu'ici deux causes s'associent pour entraîner la dénutrition de l'organisme : la tuberculose pulmonaire et les vomissements ; mais le caractère des vomissements et l'existence de stigmates permettent de rapporter ces phénomènes ainsi que l'évolution lente de la tuberculose à l'hystérie. C'est du reste l'opinion émise par le professeur Bouchard à qui nous empruntons l'observation suivante :

OBSERVATION XV. — *Tuberculose pulmonaire. Vomissements persistant sans amaigrissement.* (BOUCHARD, in *Mouvement médical*, 1873.)

23 ans, couturière, entre le 30 octobre 1872.

Venue à Paris il y a quatre ans, y contracte presque aussitôt une variole, suivie de pneumonie gauche. Guérit, mais reste sujette à s'enrhumer, tousse la nuit.

Bientôt, endolorissement épigastrique, vomissements après les repas ; pas de diarrhée ni de constipation, un peu de leucorrhée ; migraines violentes, fréquentes.

Après sa guérison, grossesse avec règles persistantes, épistaxis, cessation de vomissement. Au quatrième mois, vomissements glaireux le matin; au cinquième, avortement.

A la suite, pelvi-péritonite ; malade deux mois. Depuis, soignée

G.   3

plusieurs fois dans les hôpitaux pour métrite et poussées de pelvi-péritonite.

Phtisie marche parallèlement, toux persiste accompagnée de crachats.

En 1872, première hémoptysie. Vomissements augmentent, vertiges apparaissent, puis deuxième hémoptysie abondante; fistule à l'anus ; troisième hémoptysie la décide à entrer à l'hôpital.

Examen. — Délicate, pâle, amaigrie.

Toux, crachats, point de côté gauche, courbature, fièvre le soir, sueurs nocturnes, anorexie, constipation, pas de vomissement.

Signes physiques. — En arrière : submatité des deux sommets; quelques craquements.

Respiration soufflante, expiration prolongée, bronchophonie dans la fosse sus-épineuse gauche.

En avant, submatité et quelques craquements. Au cœur, souffle anémique.

Marche. — Huit jours après, vomissements.

Phtisie a une marche lente, progressive, sans notable dégradation de l'économie.

Vomissements résistent à tous les traitements.

2 février 1873. Première atteinte d'hystérie, vomissements, plaintes, contorsions ; puis perte incomplète de connaissance durant une heure. En l'interrogeant on apprend qu'elle a eu, il y a quelques années, deux syncopes sans mouvements convulsifs. Elle nie la boule hystérique, les crises nerveuses.

3 février. Deuxième attaque.

9 février. Troisième attaque.

Malade humiliée des attaques, les cache, demande à aller au Vésinet.

Le 18. Revient du Vésinet; les vomissements persistent, les crises hystériques se reproduisent. La pression de l'ovaire gauche est douloureuse et produit un agacement sans crise convulsive.

Embonpoint est conservé malgré les vomissements.

Enfin nous retrouvons des vomissements hystériques constituant un état de crise prolongé dans l'observation IV citée plus haut.

V. — L'action retardante de l'hystérie ne se manifeste pas seulement sur la tuberculose pulmonaire, mais aussi sur la tuberculose laryngée (obs. VI) et sur la tuberculose articulaire.

OBSERVATION XVI. — (LETULLE, in thèse de FURET.)

N..., 17 ans, domestique, entre le 5 mars 1888.

Antécédents héréditaires. — Mère morte phtisique à 30 ans.

Antécédents personnels. — Réglée à 15 ans, irrégulièrement. Fièvre typhoïde à 9 ans.

A 10 ans, chute sur le genou droit, suivie de tumeur blanche, guérie après six mois de traitement; hydarthrose du genou gauche.

A 16 ans, mal de Pott lombaire et coxalgie droite. Mal de Pott guérit après dix-huit mois d'immobilisation ; coxalgie persiste et un abcès par congestion apparaît au pli de l'aine.

État actuel. — Coxalgie droite, douleur de hanche par pression locale et à distance, difficulté des mouvements ; adénopathie inguinale droite ; aplatissement de la fesse droite; ensellure lombaire, position en demi-flexion.

Traitement par extension continue, avec appareil de Lannelongue.

Marche quinze jours après l'entrée, vomissements alimentaires répétés, indolores, ne s'accompagnent d'aucun trouble apparent des voies digestives, ni d'amaigrissement de la malade.

On songe à l'hystérie et en l'interrogeant on apprend que la malade avait toujours été sujette à des colères, pleurs et rires faciles ; appétit exagéré.

On retrouve des stigmates d'hystérie : diminution considérable de la sensibilité sur tout le côté droit du tronc et des membres, sur le côté gauche de la face, diminution du champ visuel, dys-chromatopsie, affaiblissement marqué du goût, de l'odorat, de l'ouïe du côté gauche.

Points douloureux sous-mammaire et ovarique, vomissements durent quinze jours sans interruption, sans amaigrissement, disparaissent tout à coup complètement.

« Voici, dit Furet, un exemple frappant de tuberculose organique, autre que pulmonaire, existant avec une hystérie des mieux caractérisées.

Dans ce cas la tuberculose ne fléchit pas par discrétion, mais la malade a supporté avec beaucoup de résistance ses attaques multiples. Faut-il mettre cette issue victorieuse sur le compte de l'hystérie ? Nous croyons qu'on pourrait répondre par l'affirmative. »

La seconde observation de M. Letulle est moins concluante.

VI. — Effet du traitement.

Très nettement démontré déjà dans l'observation VII, le mauvais résultat du traitement de l'hystérie est prouvé par les deux observations suivantes, la seizième où l'on voit l'hystérie débuter, puis la tuberculose survenant, après qu'on a guéri l'hystérie par un traitement intempestif, évoluer jusqu'à la mort.

OBSERVATION XVII. — *Hystérie, puis tuberculose à marche rapide et mort.* (GRASSET.)

47 ans, entre le 28 juillet 1879.

Antécédents héréditaires. — Mère nerveuse.

Antécédents personnels. — Réglée à 17 ans.

Six mois après, règles cessent. Apparition de violente céphalalgie frontale, clou hystérique, insomnie, appétit capricieux, crampes d'estomac, caractère très variable. Boule hystérique, fièvres paludéennes répétées ?

Après la mort d'un enfant, les troubles nerveux s'aggravent : plaques d'anesthésie, douleur persistante pendant dix mois sur le côté droit du thorax.

État actuel. — État d'hystéricisme mal caractérisé. Toux sèche, nerveuse, rebelle.

Traitement de l'hystérie.

En novembre 1879, matité au sommet droit en avant et en arrière avec expiration prolongée.

Respiration rude et sifflante.

15 décembre. Craquements humides sous la clavicule droite ; température locale : 37°,2 sous la clavicule droite, 36°,7 sous la clavicule gauche.

11 janvier. Lésion pulmonaire fait des progrès.

Râles sibilants au sommet gauche ; souffle, craquements humides et râles cavernuleux sous la claviculé droite. Expectoration abondante, mauvais état général, douleurs multiples ; muguet.

1er février. Signes cavitaires au sommet droit.

L'état général s'aggrave de plus en plus ; mort le 10.

A l'AUTOPSIE, lésions de tuberculose pulmonaire caractéristique.

Dans l'observation suivante, le traitement de l'hystérie n'a pas été assez vigoureusement institué, pour faire disparaître complètement les phénomènes, mais il a permis l'éclosion d'une tuberculose pulmonaire à marche lente.

OBSERVATION XVIII. — *Hystéro-épilepsie, puis tuberculose pulmonaire.* (GRASSET.)

55 ans, entre le 11 mars 1880.

Antécédents héréditaires. — Mère morte de fluxion de poitrine à 58 ans.

Frère a eu incontinence d'urine.

Antécédents personnels. — Tempérament nerveux, vertiges, maux de tête fréquents.

Début de la maladie il y a sept ans, par une attaque d'hystérie nocturne pendant laquelle elle perd ses urines.

Plusieurs hémoptysies, la dernière il y a deux mois.

Plusieurs attaques d'hystéro-épilepsie dont quelques-unes disparaissent par pression de l'ovaire.

Aujourd'hui, dans le côté droit, faiblesse.

Diminution de la sensibilité générale et spéciale, à droite vue presque complètement perdue de ce côté.

Céphalée frontale habituelle.

Le 22 mars, au sommet droit, en avant, submatité et craquement secs très nets, crachats mêlés de sang.

Le 29, douleur ovarienne droite à la pression, submatité sous la clavicule droite ; craquements humides légers. Craquements secs sous la clavicule gauche.

Respiration obscure à la base droite.

Expectoration fluide, jaunâtre, teintée de sang.

De temps en temps, attaques d'hystérie et vertiges.

CHAPITRE III

Diagnostic.

A plusieurs reprises déjà au cours de cette étude, il nous est arrivé de signaler combien il était difficile d'affirmer l'existence simultanée de la tuberculose et de l'hystérie.

Car l'hystérie seule donne naissance du côté du poumon à des accidents congestifs simulant une tuberculose à son début, et de même la tuberculose pulmonaire peut à son apparition s'accompagner d'accidents nerveux présentant l'apparence des stigmates de l'hystérie. En un mot, il existe à la fois de fausses hystériques tuberculeuses, et de fausses tuberculeuses hystériques.

Ainsi, en présence d'une malade, le médecin peut ne pouvoir prononcer s'il s'agit d'hystérie simple, de bacillose pulmonaire ou d'une association des deux affections.

Les observations publiées nous montrent du reste cette difficulté de l'interprétation des faits observés.

Un même cas clinique est tour à tour invoqué par les différents auteurs, tantôt comme un fait d'hystérie pulmonaire, tantôt comme un fait de tuberculose et d'hystérie.

C'est ainsi que le Dr Tostivint, dans sa thèse, cite comme exemple d'accidents pulmonaires d'ordre purement hystérique les observations recueillies par Largaud, dans le but de montrer l'association de la tuberculose et de l'hystérie.

De même parmi les faits de fausse phtisie hystérique publiés, quelques-uns, nous semble-t-il, pourraient être récusés à aussi bon droit que certaines observations de Largaud et du professeur Grasset.

Pour n'en citer qu'un exemple, nous trouvons dans l'observation I de la thèse de Tostivint, ceci :

« La malade présente au niveau du cou, des aisselles, des aines, des cicatrices traces d'abcès chauds anciens. »

Or ces abcès ganglionnaires multiples de régions si variées ne peuvent être que des abcès tuberculeux ; il s'agit donc d'une malade tuberculeuse, au moins localement. Si nous ajoutons que cette malade avait des antécédents héréditaires, nous sommes, pensons-nous, en droit de dire que l'examen négatif des crachats est insuffisant pour nier une tuberculose pulmonaire possible.

Des deux questions que comporte le diagnostic :

1° Diagnostic de la tuberculose et de l'hystérie pulmonaire ;

2° Diagnostic de l'hystérie vraie et des accidents hystériformes de la tuberculose ;

La première semble surtout avoir absorbé l'attention des écrivains médicaux.

Déceler la nature réelle d'accidents nerveux, en général sans grande gravité, semble en effet moins important que de savoir si un malade est ou non frappé de bacillose.

Cependant, si nos conclusions ont quelque vérité, si vraiment l'hystérie crée un terrain peu favorable au développement du bacille, le diagnostic de l'hystérie vraie prend une importance réelle, il rend aux yeux du médecin le pronostic moins grave, en même temps il l'engage à ne pas traiter des accidents nerveux qu'il serait tenté de supprimer comme une complication.

Ces accidents nerveux dans la tuberculose pulmonaire ont été admirablement étudiés dans l'excellent travail de Weill (*Revue de médecine*, 1893), dont nous allons suivre les conclusions :

« Au début de la tuberculose pulmonaire, quatre fois sur dix, l'évolution bacillaire s'accompagne d'accidents nerveux dont la gravité est sans rapport avec celle de la lésion, et dont la marche semble parfaitement indépendante. »

Ces accidents évoluent rapidement en trois mois au plus, pour disparaître complètement ; ils modifient l'aspect de la phtisie pulmonaire qui s'accompagne de toux quinteuse, d'accès d'oppression, de palpitations, de vomissements.

Le phénomène nerveux le plus commun est une hyperesthésie profonde, limitée à un côté ou du moins prédominante, atteignant en première ligne les muscles, même les os et les articulations.

Des plaques d'anesthésie cutanée du même côté ou du côté opposé, le rétrécissement concentrique régulier du champ visuel, des douleurs névralgiques spontanées, s'observent fréquemment.

Très rarement, il existe un léger degré de parésie musculaire du côté hyperesthésié. Jamais on n'observe de crises convulsives ; jamais non plus, le ou la malade ne présente ces stigmates psychiques si particuliers chez les hystériques; souvent enfin, on ne releva aucun antécédent héréditaire névropathique.

De ce rapide résumé du travail de Weil, nous pouvons donc conclure :

« La présence seule de troubles de la sensibilité ne permet pas de diagnostic certain, du moins pendant la durée de leur évolution, car ces troubles se présentent de même dans l'hystérie et dans la tuberculose.

Tout au plus peut-on appuyer une opinion sur l'étude des antécédents héréditaires, peut-être sur quelques caractères spéciaux des douleurs. Ainsi Leudet dit de la rachialgie : « La douleur chez les tuberculeux est maxima au niveau des apophyses épineuses. Chez les hystériques, elle est maxima au niveau des trous de conjugaison. »

L'hystérie peut, tout au contraire, être affirmée chez une malade toutes les fois qu'elle aura présenté des crises convulsives, des phénomènes paralytiques en l'absence de toute lésion organique; toutes les fois encore qu'elle aura présenté ou présentera des stigmates mentaux.

L'étude tant de fois reprise de l'hystérie pulmonaire va-t-elle nous permettre d'émettre des conclusions diagnostiques aussi nettes? Ne l'espérons guère, tant est parfaite la simulation de la tuberculose par l'hystérie.

Apparaissant en général avant toute autre manifestation, les accidents pulmonaires de l'hystérie cèdent aux crises convulsives, ou alternent avec elles.

Les symptômes observés sont ceux d'une tuberculose à marche rapide. Une ou plusieurs hémoptysies, parfois très abondantes, un toussottement incessant, de la dyspnée, des douleurs intercostales apparaissent. L'état général devient rapidement grave, la fièvre, tantôt très intense, tantôt à caractère hectique, les sueurs, la diarrhée, les vomissements, mènent le malade à un profond état de cachexie.

Les signes tirés de l'examen physique du poumon offrent une même similitude. On trouve de la submatité aux sommets, une respiration saccadée, soufflante, des râles bulleux, des signes de bronchite. Aussi n'est-ce guère que sur une certaine discordance entre la gravité des signes physiques et celle des symptômes fonctionnels et généraux que le diagnostic peut être soupçonné.

Alors qu'en effet un dénoûment fatal semble proche, que le malade semble devoir être à la troisième période de la phtisie, les phénomènes d'auscultation restent ceux que nous avons énoncés. De plus, les signes physiques sont remarquables par leur inconstance, leur mobilité ; on ne retrouve plus le lendemain des signes trouvés la veille, ou on les retrouve en un autre point du poumon.

Chaque examen semble contredire le précédent sur la gravité ou sur le siège de la lésion.

La mobilité des points douloureux, la périodicité de l'apparition des hémoptysies sont aussi des caractères de l'hystérie pulmonaire.

La rapidité de disparition définitive des symptômes vient enfin affirmer l'origine purement névropathique des accidents.

Néanmoins le diagnostic peut toujours rester douteux,

l'évolution elle-même pouvant être insuffisante à entraîner une conviction définitive.

Ne sommes-nous pas persuadé qu'à côté des phénomènes d'antagonisme entre l'hystérie viscérale et convulsive décrits par Mossé, il existe dans la marche de la tuberculose pulmonaire des arrêts provoqués par l'hystérie. Aussi dans ces cas douteux, faudra-t-il toujours pratiquer des examens répétés, des crachats, la présence de bacilles pouvant seule faire affirmer le diagnostic.

Un point, dans l'étude de la tuberculose et de l'hystérie associées, nous reste encore à étudier.

L'hystérie ne peut-elle pas modifier le tableau apparent d'une tuberculose pulmonaire ; en donnant naissance à des phénomènes congestifs du côté du poumon, peut-elle entraîner avec des hémoptysies abondantes, l'exagération des signes physiques ? C'est là l'opinion de M. Huchard qui tend à ainsi expliquer les améliorations pour lui seulement apparentes, qu'il a été comme nous appelé à constater chez les hystériques tuberculeuses.

« La crise passée, dit-il, les phénomènes pulmonaires paraissent amendés, le médecin croit à un mieux qui n'est qu'apparent, les lésions lui avaient paru plus accentuées qu'elles ne l'étaient réellement. »

Nous sommes loin d'admettre cette explication, impuissante en tous cas à expliquer les longues survies de certaines de nos malades. Cependant il est bon pour le médecin d'être prévenu que l'hystérie peut exagérer les symptômes de la tuberculose ; ce sera pour lui une nouvelle raison de porter un pronostic moins sévère, d'espérer plus de sa thérapeutique.

CHAPITRE IV

Comment on doit comprendre l'action de l'hystérie sur l'évolution de la tuberculose.

Cette influence retardante de l'hystérie étant bien démontrée, il reste maintenant à l'expliquer. C'est là le point le plus délicat de la question ; celui pour lequel il est le plus difficile de poser une conclusion nette.

Nous étudierons donc successivement les causes invoquées par les auteurs qui se sont occupés de la question ; nous montrerons comment ces différentes causes, vraies dans certains cas, sont incapables de devenir la base d'une théorie générale ; et nous proposerons, pour expliquer la nature de ces rapports, un mode pathogénique qui nous est inspiré par des travaux récents faits par des maîtres célèbres sur l'hystérie et la tuberculose.

Tout d'abord nous pouvons, sans peine, éliminer cette opinion sceptique d'après laquelle l'hystérie n'interviendrait au cours de la tuberculose que pour y jouer un rôle simulateur.

Elle agirait alors de deux façons pour aggraver le pronostic :

1° En favorisant les congestions autour des tubercules en évolution et en faisant croire à une lésion plus étendue qu'elle ne l'est réellement.

2° En modifiant, transformant, exagérant les symptômes fonctionnels et en faisant croire l'état général gravement atteint.

Puis les symptômes hystériques disparaissant dans la suite, la tuberculose reprendrait sa marche, les lésions pulmonaires sembleraient diminuer, et l'état général s'améliorer. On aurait donc porté au premier abord un pronostic plus grave qu'il ne devait l'être en réalité, et cela grâce à l'hystérie concomitante.

Si cette manière de voir est vraie, dans quelques cas rares, elle ne peut être la règle. Les congestions pulmonaires autour des tubercules favorisent l'extension des lésions bacillaires ; et l'hystérie mériterait réellement d'aggraver le pronostic, si elle n'avait que cette action fluxionnaire sur le poumon.

De plus, c'est au moment où l'hystérie se manifeste le plus ouvertement que nous avons toujours observé le ralentissement de la marche de la tuberculose. Il ne peut donc y avoir coïncidence entre ces poussées fluxionnaires hystériques et l'aggravation des signes pulmonaires.

Grasset, pour qui la tuberculose est une diathèse dont la phtisie pulmonaire et l'hystérie ne sont que les manifestations, admet l'existence de phénomènes d'alternance ; suivant les cas, suivant les périodes, l'hystérie ou la tuberculose prédomine, mais il n'y a jamais antagonisme, il n'y a qu'une suite de balancements entre les deux ordres de symptômes. Cette théorie n'est plus acceptable aujourd'hui. Depuis les remarquables travaux de Laënnec, Grancher et Thaon-Villemin, etc., depuis surtout la découverte du bacille de Koch en 1882, il n'est plus permis de considérer la tuberculose comme une diathèse, c'est-à-dire comme un simple tempérament morbide. Pour nous, il n'y a pas de tuberculose sans tubercules dans les organes ou sans bacilles de Koch ; l'influence considérable du terrain, de l'hérédité n'est pas suffisante pour créer de toutes pièces la tuberculose, il faut de plus l'intervention d'un germe pathogène spécifique.

Il est impossible d'invoquer de simples phénomènes d'alternance. Il faut accepter, comme les faits le démontrent, l'existence d'un antagonisme entre deux affections de nature différente, la tuberculose, maladie infectieuse au premier chef, et l'hystérie, simple état morbide. La question se précise, se limite et se pose ainsi : à quoi est dû l'antagonisme entre la tuberculose et l'hystérie ?

Deux interprétations sont encore possibles : 1° Ou bien cet antagonisme est indirect, dû aux associations morbides de l'hystérie avec d'autres diathèses; 2° ou bien il est direct, et l'hystérie seule, par les modifications considérables qu'elle apporte dans la nutrition de l'économie, est défavorable au développement de la tuberculose ?

I. — On a fait remarquer que l'hystérie était fréquemment associée à la scrofule.

Or la scrofule influe beaucoup sur le développement de la phtisie pulmonaire et, tout en laissant de côté la question de savoir si les scrofuleux sont ou non des prédisposés à la tuberculose pulmonaire, nous pouvons dire, avec la majorité des médecins modernes et quelques anciens, que les scrofuleux présentent une forme spéciale de tuberculose à virulence atténuée (Bazin, Portal, Arloing).

M. Marfan nous dit dans le *Traité de médecine :*

« 1° Exceptionnellement les scrofulo-tuberculeux périssent de tuberculose généralisée ;

« 2° Un très grand nombre de scrofuleux restent indemnes de phtisie pulmonaire ;

3° Un très petit nombre de scrofulo-tuberculeux porteurs d'un lupus ou d'une adénite tuberculeuse en évolution depuis l'enfance, deviennent phtisiques. Mais on admet, d'une manière presque unanime, qu'on se trouve alors en présence d'une forme morbide spéciale, désignée sous le nom de *phtisie scrofuleuse* et remarquable par la lenteur de son évolution et la conservation d'un état général assez satisfaisant.

Nous retrouvons dans nos observations (n° V, etc.) cette coexistence de deux phénomènes, scrofule et hystérie, chez le même sujet. Est-ce donc par son association avec la scrofule que l'hystérie ralentit la tuberculose pulmonaire ?

C'est là l'opinion d'Axenfeld, qui écrit dans son Traité des névroses : « La coexistence de l'hystérie et de la scrofule est assez fréquente. On pourrait sans doute attribuer à la strume la lenteur de l'évolution de la tuberculose pulmonaire chez les hystériques plutôt qu'à une sorte d'antagonisme entre l'hystérie et la tuberculose. »

Mais si cette coïncidence peut être invoquée avec raison dans quelques cas, soit que la scrofule ait pour ainsi dire *vacciné* l'économie contre la tuberculose, soit qu'elle ait agi par le ralentissement qu'elle apporte aux fonctions nutritives, elle n'existe pas toujours et ne suffit pas à expliquer tous les cas ; en effet, sur nos observations, l'existence de la scrofule n'est constatée que dans un cas sur dix-huit.

II. — *Doit-on chez les autres malades invoquer les rapports qui existent entre l'hystérie et l'arthritisme ?* Cette association de la diathèse arthritique et de la névrose est aujourd'hui bien établie par les travaux de Mossé, les thèses de Durand, de Fouqué, par les travaux de Thaon de Fabre.

Klein écrit dans sa thèse : « Personne n'ignore les liens qui unissent l'arthritisme aux différents états névropathiques et les troubles de caractère, la folie même, chez les rhumatisants et les goutteux, sont assez connus. Les faits semblent même prouver, et nous en avons observé pour notre part un certain nombre, que des arthritiques peuvent donner le jour à des névropathes et même à de véritables aliénés. »

D'autre part, l'arthritisme a une influence certaine sur la marche de la tuberculose pulmonaire. Non seulement il en modifie les symptômes et lui confirme un caractère d'éréthisme, mais il en retarde considérablement l'évolution ; parfois même il mène à la guérison par un processus fibro formatif. Cette phtisie arthritique se rapproche également de la phtisie des hystériques par ses hémoptysies fréquentes, ses congestions faciles, l'existence de la fièvre qui survient par crises et disparait ensuite.

Est-ce donc par cette coïncidence avec l'arthritisme, diathèse bradytrophique, que l'hystérie retarde l'évolution de la tuberculose? M. Huchard semble l'admettre en partie. Mossé également. Mais comme pour la scrofule, les antécédents personnels ou héréditaires ne se retrouvent pas dans tous les cas, et l'explication vraie est encore à chercher.

III. — Nous essaierons de la trouver dans l'étude de la nutrition chez les tuberculeux et les hystériques.

La tuberculose est une maladie dénutritive par excellence ainsi que le prouvent l'amaigrissement considérable, rapide, l'abondance des sueurs, et surtout l'examen chimique des urines ; on y retrouve les principes constituants de l'économie :

Les phosphates à la dose de 3 ou 4 grammes par litre d'urine, les chlorures dont la proportion est augmentée, l'urée, également, sauf à la période terminale où elle diminue, parce que la dénutrition est telle que l'azote introduit avec les aliments n'est pas suffisant à compenser les pertes.

Ainsi, tandis que l'assimilation diminue, la désassimilation augmente. Elle se fait d'autant plus vite que la nutrition est plus active et la marche de la tuberculose est en rapport direct avec l'activité de la nutrition.

C'est ainsi que la tuberculose évolue rapidement chez les individus jeunes, qu'on voit survenir des poussées aiguës à la suite de la ponction des pleurésies tuberculeuses, parce que le poumon décomprimé se congestionne et offre ainsi un terrain plus favorable au développement du bacille. On connaît en effet l'influence de la congestion pulmonaire sur le développement des lésions tuberculeuses.

Enfin, ce rapport est plus scientifiquement démontré par l'hématospectroscopie, et les études de M. Hénocque ont prouvé que l'activité de la réduction de l'oxyhémoglobine dans les tissus augmentait dans les formes graves et dans les poussées aiguës.

Au contraire, le ralentissement de la nutrition est défavorable à l'évolution de la tuberculose.

L'activité de la réduction de l'oxyhémoglobine diminue chez les phtisiques en voie d'amélioration.

Chez les vieillards, la phtisie a généralement une marche plus lente; la phtisie est rare chez les chlorotiques vrais. La phtisie évolue lentement chez les scrofuleux, les arthritiques.

Dans la phtisie chronique, c'est aux sommets des poumons, où la circulation est beaucoup moins active, qu'on rencontre le maximum des lésions ; dans une phtisie aiguë, c'est souvent à la partie moyenne ou aux bases.

Or, chez les hystériques, il existe un ralentissement très marqué des fonctions nutritives.

C'est un fait connu depuis longtemps que certains hystériques peuvent vivre presque indéfiniment avec une alimentation insuffisante sans tomber dans la cachexie.

Les premiers travaux sur l'anorexie hystérique sont dus à Charcot, puis le professeur Bouchard étudie les vomissementts hystériques sans amaigrissement, comme nous en avons produit deux observations (XIV et XV), et montre par le dosage de l'urée dans les urines qu'il existe un ralentissement nutritif.

Empereur montre que le ralentissement nutritif peut coïncider avec d'autres phénomènes que les vomissements et l'anorexie.

Enfin, MM. Gilles de la Tourette et Cathelineau s'attachent surtout à montrer la différence qui existe à ce point de vue entre l'hystérie normale et pathologique .

1° Chez l'hystérique normal qui ne présente que des stigmates de la névrose, la nutrition se fait comme chez l'homme sain.

2° Chez l'hystérique pathologique, au moment des crises convulsives, la couleur pâle des urines, la diminution de la quantité des matières solides, de l'urée et de l'acide phosphorique, prouvent qu'il existe un ralentissement des échanges. Ce ralentissement qui généralement ne survit pas plus de deux jours à la crise convulsive, peut se prolonger pendant des mois si l'hystérique est en état de crise. C'est ainsi que, dans le cas de vomissements hystériques, nous avons vu cet état persister pendant cinq mois chez une malade et pendant trois ans chez l'autre.

Les considérations de M. Gilles de la Tourette viennent encore à l'appui de notre théorie. En effet, presque toutes les malades que nous citons présentent les attaques convulsives, et c'est surtout lorsque ces attaques deviennent fréquentes, intenses, que la tuberculose s'arrête.

Il est facile de concevoir comment ce processsus de ralentissement nutritif des hystériques s'oppose à la désassimilation exagérée des phtisiques et permet à l'état général de rester relativement bon et à l'économie de lutter avec avantage contre le bacille de Koch. Ce sont en effet deux processus qui, par leurs tendances, s'opposent directement l'un à l'autre, se combattent et peuvent s'annihiler mutuellement.

CHAPITRE V

Traitement.

Dans cette question, comme dans toutes les questions de tuberculose, et surtout de tuberculose curable, le traitement a une grande importance.

Il a été formulé de façons bien différentes par les auteurs, car il découle de l'opinion que l'on se forme sur les rapports de l'hystérie et de la tuberculose pulmonaire.

I. — C'est ainsi que Grasset, croyant à l'existence d'une diathèse tuberculeuse qui se manifesterait à la fois par des symptômes d'hystérie et de tuberculose, avait pour principe de combattre cette diathèse, et pour cela, de répondre aux trois indications suivantes :

1° Le symptôme hystérique ;

2° L'état du système nerveux traité par l'hydrothérapie et l'électrothérapie ;

3° La diathèse, traitée par l'arsenic, le soufre, les alcalins, le chlorure double d'or et de sodium, les eaux minérales.

Cette opinion n'est plus acceptable aujourd'hui, et nous avons exposé plus haut pour quelles raisons on ne poursuit plus la diathèse dans l'économie, mais on s'occupe de deux choses :

1° Fortifier le terrain par une alimentation abondante et réparatrice ;

2° Détruire le bacille par certaines préparations quasi-spécifiques : créosote, huile de foie de morue, acide phénique, iodoforme,

De plus, et c'est là le point capital, nous croyons qu'il faut se garder absolument de toucher à l'élément nerveux chez les tuberculeux hystériques.

II. — Éliminons rapidement aussi l'opinion de ceux qui, comme Mossé, ne voient dans les cas que nous étudions que les phénomènes d'hystérie pulmonaire, et par suite, conseillent, en dehors des indications immédiates, de traiter surtout l'affection protopathique.

III. — D'autres, comme Brousse, Huchard, ne voient dans la coexistence de la tuberculose et de l'hystérie chez le même sujet, qu'une simple coïncidence, sinon une complication. Ils conseillent donc de traiter à la fois les deux maladies, chacune par la méthode qui lui convient.

IV. — Enfin, d'autres médecins croyant qu'il existe bien un véritable antagonisme entre l'hystérie et la tuberculose, d'autre part, ayant observé de plus près les faits cliniques, se refusent absolument à traiter l'élément nerveux chez les tuberculeux hystériques.

Pidoux avait déjà écrit autrefois : « Chez les personnes affectées de névrose, dans le traitement de la phtisie, ne pas trop s'occuper de leurs nerfs malades. »

Trousseau avait la même opinion.

Largaud conseille de ne pas traiter l'hystérie.

Tartivel écrit : « Chez les chlorotiques et hysté-

riques à germe diathésique héréditaire, le plus sage est
de ne pas traiter leurs affections, et de s'en tenir aux
palliatifs.

Nous croyons, avec notre savant maître, M. le
Dr Dreyfus-Brisac, qui nous a plus d'une fois démontré, par la clinique, la vérité de cet axiome, qu'il faut
bien se garder de traiter l'hystérie chez les phtisiques.

Plus d'une fois, nous avons constaté les mauvais
effets d'un traitement énergique des phénomènes hystériques, et si nous nous reportons aux observations
(VII, XVII, XVIII), nous voyons l'aggravation rapide
des phénomènes pulmonaires, à la suite d'un traitement énergique de l'hystérie.

Peut-être aussi pourrait-on dans toutes les observations où l'hystérie a précédé chez un tuberculeux héréditaire l'apparition de signes pulmonaires, incriminer
le traitement antinerveux qui n'est généralement pas
mentionné, mais qui a dû certainement être institué.

Le traitement intempestif de l'élément nerveux amène :

1° Soit une tuberculose aiguë généralisée ;

2° Soit une phtisie galopante ;

3° Soit le développement d'une tuberculose restée
jusque-là latente, ou ne s'étant manifestée que par des
phénomènes de scrofule ou de fausse chlorose.

Le résultat fâcheux du traitement de l'hystér des
tuberculeux nous rappelle les observations de Trousseau
sur le traitement des fausses chloroses tuberculeuses par
le fer.

Il avait constaté que si l'on instituait un traitement
énergique par le fer chez des malades présentant des

symptômes le chlorose d'origine suspecte, on les menait rapidement à une terminaison fatale par une tuberculose pulmonaire à évolution rapide, et il concluait ;

« Chez les personnes qui par leurs antécédents héréditaires me semblent prédisposées aux tubercules, je regarde comme un devoir de ne pas pousser trop loin les médications, sous l'influence desquelles toutes les fonctions semblent reprendre une énergie puissante. »

Or les chlorotiques ne sont bien souvent que des hystériques, chez qui l'hystérie a revêtu la forme chlorose. En effet :

1° Un grand nombre de médecins, Sydenham, Becquerel, Trousseau, Copland, Jolly, Hœfer, Eisenmann, Putegman, Braxton Hicks, Cocchi regardent la chlorose comme une névrose.

2° Plus récemment Laporte, étudiant les phénomènes nerveux chez les chlorotiques, montre leur grande analogie avec les stigmates hystériques et les attribue à une hystérie atténuée. Rendu écrit : « Il me paraît impossible de distinguer cliniquement ce qui chez les chlorotiques anesthésiques appartient à l'hystérie ou à la chlorose. »

3° Les chlorotiques sont des individus chez qui toutes les fonctions d'assimilation, de désassimilation sont considérablement ralenties, chez qui les échanges ne se font plus qu'avec une extrême lenteur ; la recherche de l'activité de réduction de l'oxyhémoglobine poursuivie au sein même des tissus au moyen de l'hématospectroscope du docteur A. Hénocque montre dans ce cas une diminution plus marquée que dans toute autre maladie. Nous

savons déjà que les hystériques, surtout lorsqu'ils sont
en état de crise, présentent des processus nutritifs très
ralentis (Cathelineau, Gilles de la Tourette).

Cette courte digression nous explique clairement le
fait clinique énoncé plus haut.

En traitant la chlorose chez certains malades on a, de
même qu'en soignant l'hystérie chez d'autres, réveillé la
nutrition, produit une excitation des fonctions organiques, qui a rendu le terrain propice au développement
de la tuberculose.

Donc, répétons-le une fois de plus, toutes les fois que
nous verrons l'hystérie se manifester chez un tuberculeux, toutes les fois qu'un malade hystérique ou chlorotique présentera des antécédents de tuberculose pulmonaire, nous nous contenterons de traiter les symptômes
nerveux par les calmants, les antinévralgiques, les ai-
mants, la suggestion, mais nous n'instituerons pas le
véritable traitement de la névrose par l'hydrothérapie,
l'électrothérapie, l'isolement.

CHAPITRE VI

Conclusions.

I. — L'hystérie exerce une influence considérable sur la marche de la tuberculose ; non seulement elle modifie les symptômes de la tuberculose, mais elle agit surtout en retardant son évolution.

II. — Il est absolument nécessaire, lorsqu'on soigne un phtisique, de savoir distinguer les signes que révèlent une hystérie concomitante des symptômes hystériformes survenus au cours de la tuberculose pulmonaire et de ne pas confondre la fausse phtisie hystérique avec la phtisie évoluant chez un hystérique.

III. — Le pronostic de la phtisie des hystériques est plus favorable que celui de la phtisie banale, à condition, toutefois, qu'on n'intervienne pas d'une façon intempestive dans le traitement.

IV. — En dehors des quelques cas où l'évolution lente de la phtisie chez un hystérique peut être attribuée à l'existence de la scrofule ou de l'arthritisme qui accompagnent si fréquemment l'hystérie, on doit surtout en chercher la cause dans un ralentissement général des processus nutritifs et évolutifs chez les hystériques.

Chez tout tuberculeux qui présentera en même temps des phénomènes d'hystérie, il faut bien se garder de traiter les symptômes nerveux.

De même, on ne devra pas soigner trop énergiquement les hystériques présentant des antécédents héréditaires tuberculeux, de peur de voir la tuberculose prendre la place de l'hystérie et évoluer avec rapidité.

INDEX BIBLIOGRAPHIQUE

Hofmann. — *De malo hysterico*, 1733.
— *De morbi hyst. vera indole.*
Raulin. — *D'une affection vaporeuse du sexe*, 1758.
Monneret et **Fleury.** — *Compendium de médecine*, 1842.
Brachet. — *Traité de l'hystérie*, 1844.
Lasègue. — *Arch. gén. de médecine*, 1854.
Briquet. — *Traité de l'hystérie*, 1859.
Walshe. — *Diseases of the Lungs*, 1860.
Tartivel. — *Union médicale*, 1864.
Pidoux. — *Traité de la phtisie*, 1873.
— *Iconographie photo de la Salpêtrière*, 1876-77.
Leudet. — *Assoc. franç. pour l'avancement des sciences*, 1877.
— *Gaz. hebd. de méd.*, 1877.
— *Acad. de méd.*, 1885.
Brousse. — *Gaz. hebd. des sciences médicales*. Montpellier, 1881.
Largaud. — Thèse Montpellier, 1882.
Grasset. — *Montpellier médical*, 1884.
— *De l'hystérie dans ses rapports avec les diathèses, scrof. et tub.*, 1884.
— Art. hystérie du *Dict. Jaccoud.*
Mossé. — *Gaz. hebd. des sc. méd.* Montpellier, 1882.
Huchard. — *Union médicale*, 1882.
Hahn. — Thèse de Paris, 1874.
Petit. — Thèse de Paris, 1875.
Mora. — Thèse de Paris, 1880.
Quinqueton. — Thèse de Paris, 1885-86.
Tostivint. — Thèse de Paris, 1887-88.
Furet. — Thèse de Paris, 1887-88.
Weill. — *Revue de médecine*, 1893.
Debove. — *Société médicale des hôpitaux.*

TABLE DES MATIÈRES

IMPRIMERIE LEMALE ET Cⁱᵉ, HAVRE

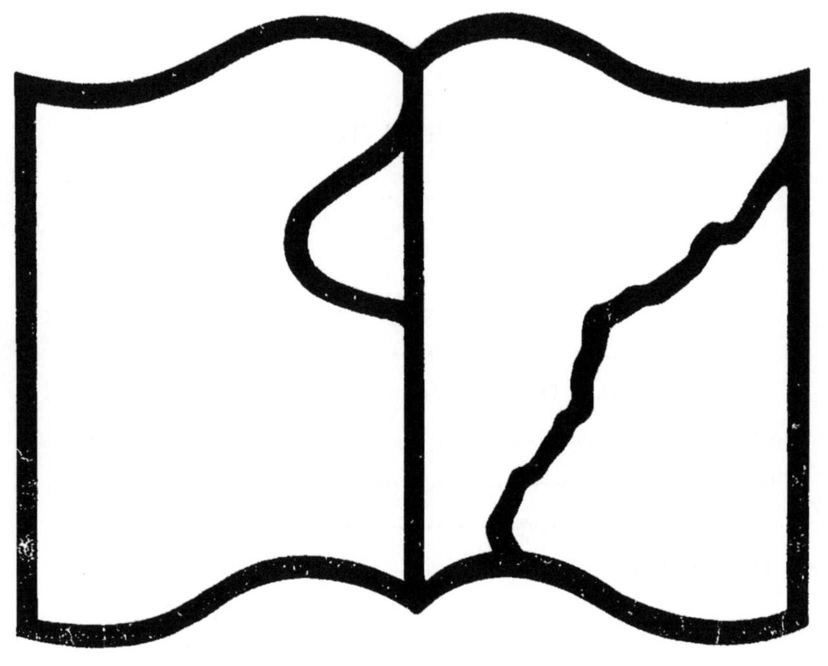

Texte détérioré — reliure défectueuse

NF Z 43-120-11

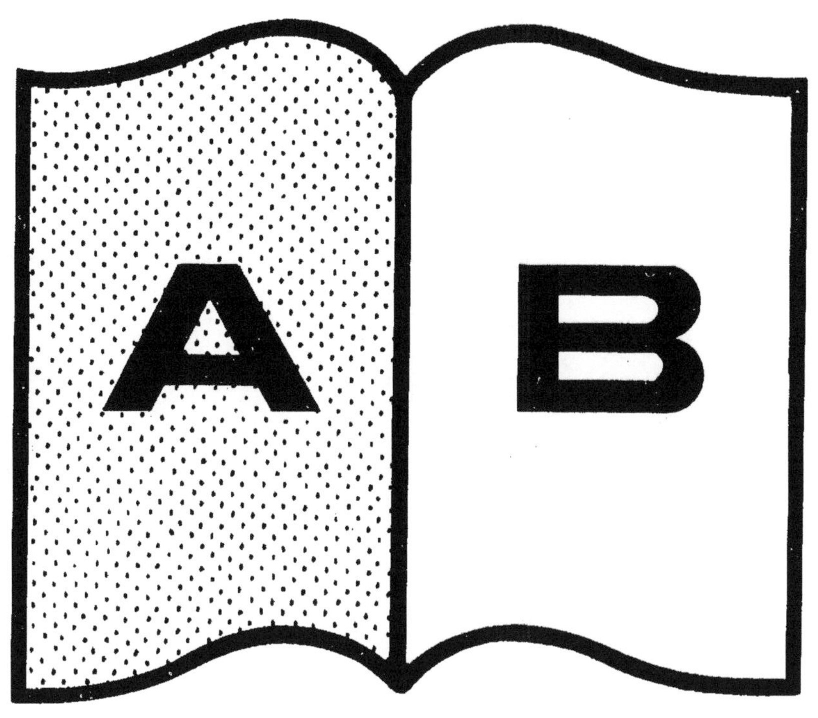

Contraste insuffisant

NF Z 43-120-14

www.ingramcontent.com/pod-product-compliance
Ingram Content Group UK Ltd.
Pitfield, Milton Keynes, MK11 3LW, UK
UKHW021115140726
13695UKWH00004B/1519